LA GUIDA COMPLETA ALL'OLIO DI RICINO:

RIMEDI NATURALI PER LA CRESCITA DEI CAPELLI, LA CURA DELLA PELLE E IL SOLLIEVO DAL DOLORE

Cassandra D. Naylor

SOMMARIO

Benefici Dell'olio Di Ricino Per La Cura Della Pelle...61

4 . Ricette Fai Da Te Con Olio Di Ricino Per La Cura Della Pelle 66

Detergenti E Idratanti Per Il Viso 66

INTRODUZIONE

COS'È L'OLIO DI RICINO?

L'olio di ricino, estratto dai semi della pianta Ricinus communis, occupa una posizione di rilievo nel regno dei rimedi naturali grazie ai suoi molteplici benefici per la salute e la bellezza. Questo olio denso e giallo pallido è stato venerato per secoli per le sue diverse applicazioni, rendendolo un punto fermo nelle pratiche di medicina tradizionale in varie culture.

Uno dei componenti chiave che conferisce all'olio di ricino le sue proprietà terapeutiche è l'acido ricinoleico , un acido grasso unico presente in abbondanza nell'olio. L'acido ricinoleico è noto per le sue proprietà antinfiammatorie, antimicrobiche e idratanti, che lo rendono un potente alleato nell'affrontare una vasta gamma di problemi di salute e cura della pelle.

Oltre all'acido ricinoleico , l'olio di ricino contiene anche altri composti benefici come l'acido oleico, l'acido linoleico e varie vitamine e minerali. Questo ricco profilo nutrizionale contribuisce alla capacità dell'olio di nutrire e ringiovanire la pelle, i capelli e il corpo.

In termini di cura della pelle, l'olio di ricino è rinomato per le sue capacità idratanti. Se applicato localmente, forma una barriera protettiva sulla pelle, aiutando a trattenere l'umidità e prevenire la disidratazione. Ciò lo rende particolarmente vantaggioso per le persone con pelle secca, ruvida o sensibile, fornendo sollievo dalle irritazioni e promuovendo una carnagione più liscia ed elastica.

Inoltre, le proprietà antimicrobiche dell'olio di ricino lo rendono efficace nel combattere i batteri che causano l'acne, rendendolo un ingrediente prezioso nelle formulazioni antiacne. Le sue proprietà antinfiammatorie aiutano anche a lenire il rossore e l'infiammazione associati agli episodi di acne, promuovendo una pelle più chiara e sana nel tempo.

Oltre alla cura della pelle, l'olio di ricino è ampiamente utilizzato per promuovere la crescita dei capelli e la salute del cuoio capelluto. Le sue proprietà idratanti aiutano a nutrire il cuoio capelluto, migliorando la circolazione e sostenendo i follicoli piliferi sani. L'applicazione regolare di olio di ricino sul cuoio capelluto e sui capelli può rafforzare il fusto del capello, ridurne la rottura e stimolare la crescita dei capelli, risultando in ciocche più spesse e piene.

In sintesi, la ricca composizione dell'olio di ricino e le diverse proprietà terapeutiche lo rendono una preziosa aggiunta a qualsiasi regime naturale di salute e bellezza. Che venga utilizzato per la cura della pelle, dei capelli o per il benessere generale, questo antico rimedio continua a resistere alla prova del tempo come alleato fidato nel promuovere salute e vitalità dall'interno.

STORIA DELL'USO DELL'OLIO DI RICINO

La storia dell'uso dell'olio di ricino risale a migliaia di anni fa, con prove della sua coltivazione e utilizzo risalenti a antiche civiltà come l'Egitto, l'India e la Cina. In queste prime società, l'olio di ricino era apprezzato non solo per le sue proprietà medicinali ma anche per il suo significato industriale e religioso.

Uno dei primi usi documentati dell'olio di ricino risale all'antico Egitto, dove veniva impiegato in varie preparazioni e rituali medici. Il papiro Ebers, un antico testo medico egiziano risalente al 1550 a.C. circa, contiene riferimenti all'olio di ricino come rimedio per disturbi che vanno dalle condizioni della pelle ai disturbi gastrointestinali.

Nell'antica India, l'olio di ricino, noto come "Eranda taila " in sanscrito, occupava un posto di rilievo nella medicina ayurvedica, un sistema di guarigione olistico che risale a oltre 5.000 anni fa. I professionisti ayurvedici utilizzavano l'olio di ricino per le sue proprietà purgative, utilizzandolo per purificare il corpo dalle tossine e promuovere la salute dell'apparato digerente. L'olio di ricino era apprezzato anche per la sua capacità di alleviare dolori articolari, infiammazioni e disturbi della pelle nella medicina ayurvedica.

Allo stesso modo, nella medicina tradizionale cinese, l'olio di ricino, denominato "Bo He You", veniva utilizzato per i suoi effetti terapeutici sul corpo. I guaritori cinesi usavano l'olio di ricino per trattare varie condizioni, tra cui stitichezza, artrite e disturbi della pelle, riconoscendone le potenti proprietà antinfiammatorie e disintossicanti.

Durante il Medioevo, l'olio di ricino continuò ad essere apprezzato per i suoi benefici medicinali in Europa e nel Medio Oriente. Era comunemente usato come purgante e lassativo per alleviare la stitichezza e favorire i movimenti intestinali. Inoltre, l'olio di ricino ha trovato applicazioni nella produzione di saponi, lubrificanti e tessuti, consolidando ulteriormente la sua importanza nei processi industriali.

Nei tempi moderni, l'olio di ricino rimane un rimedio naturale popolare per una vasta gamma di problemi di salute e bellezza. La sua ricca storia di utilizzo in diverse culture sottolinea la sua rilevanza ed efficacia durature come estratto botanico versatile con numerose applicazioni terapeutiche.

La composizione dell'olio di ricino è ricca e diversificata, contribuendo alla sua vasta gamma di benefici per la salute e la bellezza. Questo olio naturale è composto principalmente da trigliceridi, dove l'acido grasso predominante è l'acido ricinoleico , che costituisce fino al 90% della composizione totale dell'olio. L'acido ricinoleico è un acido grasso monoinsaturo unico con notevoli proprietà terapeutiche, che lo rendono un componente chiave dell'efficacia dell'olio di ricino.

Oltre all'acido ricinoleico , l'olio di ricino contiene altri acidi grassi come acido oleico, acido linoleico e acido palmitico, nonché piccole quantità di acido stearico e acido diidrossistearico . Questi acidi grassi contribuiscono alle proprietà emollienti e idratanti dell'olio, rendendolo un efficace idratante naturale per pelle e capelli.

L'olio di ricino contiene anche varie vitamine e minerali, tra cui vitamina E, vitamina A e tracce di zinco, che ne migliorano ulteriormente le proprietà nutritive e antiossidanti. Questi nutrienti aiutano a proteggere la pelle e i capelli dai danni ambientali, promuovono la rigenerazione cellulare e sostengono la salute e la vitalità generale.

La composizione unica dell'olio di ricino dà origine a una moltitudine di benefici sia per la salute che per la bellezza. Alcuni dei principali vantaggi dell'olio di ricino includono:

Idratante e nutriente : l'olio di ricino idrata in profondità la pelle, aiutando ad alleviare secchezza, desquamazione e zone ruvide. Le sue proprietà emollienti lo rendono ideale per ammorbidire e idratare la pelle, lasciandola liscia ed elastica.

Antinfiammatorio : l'acido ricinoleico , l'acido grasso primario nell'olio di ricino, presenta potenti proprietà antinfiammatorie, che lo rendono efficace nel ridurre l'infiammazione e lenire l'irritazione. Ciò rende l'olio di ricino utile per calmare il rossore, il gonfiore e il disagio associati a varie condizioni della pelle, tra cui acne, eczema e dermatiti.

Crescita dei capelli e salute del cuoio capelluto : l'olio di ricino è rinomato per la sua capacità di promuovere la crescita dei capelli e migliorare la salute del cuoio capelluto. Applicato sul cuoio capelluto, penetra in profondità nei follicoli piliferi, nutrendo e rinforzando i capelli dalle radici. L'uso regolare di olio di ricino può aiutare a stimolare la crescita dei capelli, ridurne la caduta e migliorare la salute generale e l'aspetto dei capelli.

Detergente e disintossicante : l'olio di ricino possiede proprietà detergenti e disintossicanti delicate, che lo rendono utile per rimuovere impurità, sporco e sebo in eccesso dalla pelle e dal cuoio capelluto. Aiuta a sbloccare i pori, prevenire gli sfoghi di acne e promuovere una carnagione più chiara e luminosa.

Sollievo dal dolore : le proprietà antinfiammatorie e analgesiche dell'olio di ricino lo rendono efficace nell'alleviare il dolore e il disagio associati a varie condizioni, tra cui artrite, dolori muscolari e crampi mestruali. Massaggiare l'olio di ricino sulle aree interessate può aiutare a ridurre l'infiammazione, alleviare il dolore e favorire il rilassamento.

Nel complesso, la composizione unica e i molteplici benefici dell'olio di ricino lo rendono una preziosa aggiunta a qualsiasi regime naturale di salute e bellezza. Sia che venga utilizzato localmente per la cura della pelle o dei capelli o assunto internamente per le sue proprietà medicinali, l'olio di ricino offre un approccio olistico per migliorare la salute e il benessere.

1 . COMPRENDERE LA CRESCITA E IL MANTENIMENTO DEI CAPELLI

IL CICLO DI CRESCITA DEI CAPELLI

Il ciclo di crescita dei capelli è un processo dinamico composto da tre fasi principali: anagen, catagen e telogen. Comprendere queste fasi è fondamentale per comprendere i fattori che influenzano la crescita dei capelli e in che modo l'olio di ricino può svolgere un ruolo nel promuovere una crescita sana dei capelli.

Fase Anagen:

La fase anagen, nota anche come fase di crescita, è il periodo attivo durante il quale i follicoli piliferi producono attivamente nuovi fusti piliferi.

Questa fase dura in genere diversi anni e varia in durata a seconda della genetica, dell'età e di altri fattori.

Durante la fase anagen, i capelli crescono ad una velocità media di circa mezzo pollice al mese, anche se i tassi individuali possono variare.

Circa l'85-90% dei capelli sul cuoio capelluto si trova in ogni momento nella fase anagen.

Fase Catagen:

Dopo la fase anagen, i capelli entrano nella fase catagen, detta anche fase di transizione.

Questa breve fase dura alcune settimane e segna la fine della crescita attiva dei capelli.

Durante la fase catagen, il follicolo pilifero si restringe e si stacca dall'afflusso di sangue, portando alla cessazione della crescita dei capelli.

Circa l'1-3% dei capelli sul cuoio capelluto si trova in ogni momento nella fase catagen.

Fase telogen:
La fase telogen, detta anche fase di riposo, è la fase finale del ciclo di crescita dei capelli.

Durante questa fase, il follicolo pilifero rimane dormiente e il fusto del capello viene eventualmente eliminato dal cuoio capelluto.

La fase telogen dura in genere diversi mesi, durante i quali i vecchi capelli vengono infine espulsi dalla crescita di nuovi capelli.

In un dato momento circa il 10-15% dei capelli sul cuoio capelluto si trova nella fase telogen.

Dopo la fase telogen, il follicolo pilifero rientra nella fase anagen e il ciclo di crescita dei capelli ricomincia. È importante notare che i singoli capelli si trovano in diverse fasi del ciclo di crescita in un dato momento, garantendo un processo continuo di rinnovamento dei capelli.

Per le persone che soffrono di diradamento o crescita lenta dei capelli, è essenziale promuovere una fase anagen più lunga e ridurre al minimo la caduta dei capelli durante la fase telogen. L'olio di ricino, con le sue proprietà nutrienti e stimolanti, può aiutare a prolungare la fase anagen, rafforzare i follicoli piliferi e promuovere una crescita dei capelli più sana e più rapida. L'applicazione regolare di olio di ricino sul cuoio capelluto e sui capelli può fornire i nutrienti e l'idratazione necessari per supportare la crescita ottimale dei capelli durante tutto il ciclo di crescita dei capelli.

PROBLEMI COMUNI DEI CAPELLI

I problemi comuni dei capelli comprendono una serie di problemi che influenzano la salute, l'aspetto e la gestibilità dei capelli. Comprendere questi problemi è essenziale per identificare trattamenti e misure preventive adeguate. Ecco alcuni dei problemi più diffusi relativi ai capelli:

Perdita di capelli (alopecia):

La caduta dei capelli, o alopecia, può verificarsi a causa di vari fattori, tra cui la genetica, i cambiamenti ormonali, le condizioni mediche e lo stile di vita.

I tipi di perdita di capelli comprendono la calvizie maschile e femminile, l'alopecia areata (perdita di capelli a chiazze), il telogen effluvium (caduta temporanea) e l'alopecia da trazione (perdita di capelli dovuta a trazione o tensione).

La caduta dei capelli può portare al diradamento dei capelli, zone calve e una ridotta densità dei capelli, influenzando l'autostima e la fiducia.

Condizioni di forfora e cuoio capelluto:
La forfora è una condizione comune del cuoio capelluto caratterizzata da pelle squamosa e pruriginosa sul cuoio capelluto.

È spesso causata da una crescita eccessiva di un fungo simile al lievito chiamato

Malassezia, che porta all'irritazione e alla perdita delle cellule morte della pelle.

Anche altre patologie del cuoio capelluto, come la dermatite seborroica (infiammazione del cuoio capelluto), la psoriasi e l'eczema, possono contribuire alla forfora e al disagio del cuoio capelluto.

Capelli secchi e fragili:

I capelli secchi e fragili mancano di umidità ed elasticità, causando rotture, doppie punte e crespo.

I fattori che contribuiscono alla secchezza dei capelli includono lavaggi eccessivi , styling a caldo eccessivo, esposizione a sostanze chimiche aggressive e fattori ambientali come l'esposizione al sole e al vento.

I capelli secchi sono soggetti a danni e richiedono idratazione e nutrimento per ripristinare la loro forza e vitalità.

Cute grassa e capelli grassi:

Un cuoio capelluto grasso si verifica quando le ghiandole sebacee producono sebo in eccesso, portando a capelli e cuoio capelluto grassi.

Fattori come squilibri ormonali, fattori genetici, scarsa igiene e lavaggi eccessivi possono contribuire a un cuoio capelluto grasso.

I capelli grassi possono apparire flosci, piatti e ingestibili e richiedono lavaggi frequenti per mantenerli freschi.

Diradamento e capelli fini:

Il diradamento dei capelli si riferisce a una riduzione della densità e del volume dei capelli, spesso caratterizzata da un allargamento o da un cuoio capelluto visibile.

I capelli fini hanno un diametro più piccolo e possono mancare di volume e corpo, rendendoli difficili da pettinare e mantenere.

Le cause del diradamento e dei capelli fini includono la genetica, l'invecchiamento, i cambiamenti ormonali, le carenze nutrizionali e alcune condizioni mediche.

Affrontare i problemi comuni dei capelli richiede un approccio olistico che può includere pratiche adeguate per la cura dei capelli, cambiamenti nella dieta, modifiche dello stile di vita e trattamenti mirati. L'integrazione di rimedi naturali come l'olio di ricino può fornire nutrimento, idratazione e supporto per capelli e cuoio capelluto più sani.

L'olio di ricino offre una moltitudine di benefici per affrontare vari problemi comuni dei capelli, grazie alla sua composizione unica e alle proprietà terapeutiche. Ecco come l'olio di ricino può aiutare ad affrontare questi problemi:

Perdita di capelli (alopecia):

L'olio di ricino contiene acido ricinoleico , che ha dimostrato di favorire la crescita dei capelli stimolando i follicoli piliferi e aumentando la circolazione nel cuoio capelluto.

Massaggiare l'olio di ricino sul cuoio capelluto aiuta a nutrire i follicoli piliferi, a rafforzare il fusto del capello e a ridurre la caduta dei capelli.

Condizioni di forfora e cuoio capelluto:

Le proprietà antimicrobiche e antinfiammatorie dell'olio di ricino possono aiutare a combattere i funghi che causano la forfora e lenire l'irritazione del cuoio capelluto.

L'applicazione di olio di ricino sul cuoio capelluto può aiutare a idratare e condizionare la pelle, riducendo la desquamazione e ripristinando la salute del cuoio capelluto.

Capelli secchi e fragili:

L'olio di ricino agisce come un emolliente naturale, sigillando l'umidità nel fusto del capello e prevenendo la perdita di umidità.

L'uso regolare dell'olio di ricino come trattamento o balsamo per capelli aiuta a idratare i capelli secchi, rendendoli più morbidi, levigati e più maneggevoli.

Cute grassa e capelli grassi:

Sorprendentemente, l'applicazione di olio di ricino sul cuoio capelluto può aiutare a regolare la produzione di sebo bilanciando i livelli di olio.

Le proprietà detergenti dell'olio di ricino aiutano a rimuovere il sebo in eccesso e gli accumuli dal cuoio capelluto, promuovendo un ambiente più sano per il cuoio capelluto.

Diradamento e capelli fini:

L'olio di ricino nutre i follicoli piliferi con sostanze nutritive essenziali, favorendo una crescita dei capelli più forte e più spessa.

I massaggi regolari del cuoio capelluto con olio di ricino possono migliorare la circolazione sanguigna al cuoio capelluto, fornendo nutrienti e ossigeno ai follicoli piliferi e favorendo la crescita dei capelli.

Incorporare l'olio di ricino nella tua routine di cura dei capelli può essere semplice come applicarlo direttamente sul cuoio capelluto e sui capelli, mescolarlo con altri oli o ingredienti benefici o utilizzare prodotti per la cura dei capelli a base di olio di ricino. Che tu abbia a che fare con perdita di capelli, forfora, secchezza o altri problemi relativi ai capelli, l'olio di ricino offre una soluzione naturale ed efficace per promuovere capelli più sani e vibranti.

2 . SFRUTTARE IL POTERE DELL'OLIO DI RICINO PER LA CRESCITA DEI CAPELLI

OLIO DI RICINO PER LA SALUTE DEL CUOIO CAPELLUTO

L'olio di ricino è estremamente benefico per la salute del cuoio capelluto grazie alle sue proprietà nutrienti, idratanti e antimicrobiche. Ecco come l'olio di ricino può migliorare la salute del cuoio capelluto:

Idrata e condiziona:

L'olio di ricino è ricco di acidi grassi, incluso l'acido ricinoleico , che idrata in profondità il cuoio capelluto e previene la secchezza.

L'applicazione regolare di olio di ricino aiuta a idratare il cuoio capelluto, mantenendolo morbido, elastico e privo di desquamazione.

Stimola la circolazione:

Massaggiare l'olio di ricino sul cuoio capelluto migliora la circolazione sanguigna, fornendo nutrienti vitali e ossigeno ai follicoli piliferi.

Una maggiore circolazione favorisce la crescita dei capelli e garantisce un ambiente sano per il cuoio capelluto.

Combatte le infezioni fungine:

Le proprietà antimicrobiche dell'olio di ricino aiutano a combattere le infezioni fungine, come la forfora e la dermatite del cuoio capelluto.

L'applicazione di olio di ricino sul cuoio capelluto inibisce la crescita dei funghi, riducendo prurito, infiammazione e desquamazione.

Rafforza i follicoli piliferi:

L'olio di ricino contiene sostanze nutritive che nutrono i follicoli piliferi, rafforzandoli dall'interno e riducendo la rottura dei capelli.

L'uso regolare di olio di ricino può aiutare a prevenire il diradamento dei capelli e favorire una crescita dei capelli più forte e più sana.

Bilancia la produzione di petrolio:

Contrariamente alla credenza popolare, applicare olio di ricino sul cuoio capelluto può aiutare a regolare la produzione di sebo e a bilanciare i livelli di olio.

L'olio di ricino pulisce il cuoio capelluto dal sebo in eccesso e dagli accumuli idratando le aree secche, promuovendo un ambiente equilibrato del cuoio capelluto.

Per massimizzare i benefici dell'olio di ricino per la salute del cuoio capelluto, si consiglia di applicare l'olio direttamente sul cuoio capelluto e massaggiarlo delicatamente con movimenti circolari. Lasciare agire l'olio per almeno 30 minuti o durante la notte per una penetrazione più profonda, quindi risciacquare abbondantemente con uno shampoo delicato. Incorporare l'olio di ricino nella normale routine di cura dei capelli può aiutare a mantenere un cuoio capelluto sano e promuovere una crescita di capelli più forte e resistente.

STIMOLARE I FOLLICOLI PILIFERI

La stimolazione dei follicoli piliferi è essenziale per promuovere una crescita sana dei capelli e prevenirne la caduta. L'olio di ricino è rinomato per la sua capacità di stimolare i follicoli piliferi, grazie alla sua composizione unica e alle proprietà terapeutiche. Ecco come l'olio di ricino aiuta a stimolare i follicoli piliferi:

ricinoleico :

L'olio di ricino è ricco di acido ricinoleico , un acido grasso unico noto per i suoi effetti stimolatori sui follicoli piliferi.

ricinoleico migliora la circolazione sanguigna al cuoio capelluto, migliorando l'apporto di nutrienti e ossigeno ai follicoli piliferi.

Aumenta la circolazione:

Massaggiare l'olio di ricino sul cuoio capelluto migliora il flusso sanguigno, stimolando i follicoli piliferi e favorendo la crescita dei capelli.

L'aumento della circolazione promuove un ambiente sano del cuoio capelluto, che favorisce la robusta funzione del follicolo pilifero.

Nutre i follicoli piliferi:

L'olio di ricino è ricco di sostanze nutritive, tra cui vitamina E, acidi grassi omega-6 e minerali, che nutrono i follicoli piliferi e promuovono una crescita di capelli più forte e più sana.

L'applicazione regolare di olio di ricino fornisce i nutrienti essenziali necessari per la funzione ottimale del follicolo.

Rafforza il fusto del capello:

Nutrendo i follicoli piliferi, l'olio di ricino rafforza il fusto del capello dalle radici, riducendo la rottura dei capelli e promuovendo una crescita di capelli più spessi e resistenti.

I fusti dei capelli più forti sono meno soggetti a danni e perdite, con conseguente miglioramento della salute generale dei capelli.

Riduce l'infiammazione:

Condizioni infiammatorie sul cuoio capelluto, come la forfora e la dermatite del cuoio capelluto, possono inibire la funzione del follicolo pilifero e portare alla caduta dei capelli.

Le proprietà antinfiammatorie dell'olio di ricino aiutano a ridurre l'infiammazione del cuoio capelluto, promuovendo un ambiente sano per la crescita dei follicoli piliferi.

Per stimolare efficacemente i follicoli piliferi con l'olio di ricino, massaggia l'olio sul cuoio capelluto con movimenti circolari per alcuni minuti. Lasciare che l'olio penetri nel cuoio capelluto per almeno 30 minuti o durante la notte prima di risciacquarlo con uno shampoo delicato. L'uso regolare dell'olio di ricino come trattamento del cuoio capelluto può aiutare a rivitalizzare i follicoli piliferi, portando nel tempo a una crescita dei capelli più forte, più spessa e più vibrante.

PREVENIRE LA CADUTA E LA ROTTURA DEI CAPELLI

Prevenire la caduta e la rottura dei capelli è una preoccupazione comune per molte persone e l'olio di ricino offre una soluzione naturale per affrontare questi problemi in modo efficace. Ecco come l'olio di ricino aiuta a prevenire la caduta e la rottura dei capelli:

Nutre il cuoio capelluto:

L'olio di ricino è ricco di nutrienti essenziali, tra cui vitamina E, acidi grassi omega-6 e proteine, che nutrono il cuoio capelluto e i follicoli piliferi.

Un cuoio capelluto ben nutrito fornisce un ambiente sano per la crescita dei capelli, riducendo il rischio di caduta e rottura dei capelli.

Rafforza il fusto del capello:

L'applicazione regolare di olio di ricino sui capelli aiuta a rafforzare il fusto del capello dalle radici, rendendolo più resistente alla rottura.

L'olio di ricino penetra in profondità nel fusto del capello, fortificandolo con nutrienti essenziali e prevenendo i danni causati da fattori ambientali e pratiche di styling.

Migliora l'elasticità dei capelli:

L'olio di ricino migliora l'elasticità dei capelli, rendendoli meno soggetti a rotture e danni.

La maggiore elasticità dei capelli garantisce che i capelli possano resistere alla tensione e alla manipolazione senza spezzarsi o rompersi.

Idrata e condiziona:

L'olio di ricino agisce come un emolliente naturale, idratando e condizionando i capelli, prevenendo secchezza e fragilità.

I capelli ben idratati hanno meno probabilità di rompersi e sono più flessibili e resistenti.

Riduce l'infiammazione del cuoio capelluto:

L'infiammazione del cuoio capelluto può contribuire alla caduta dei capelli interrompendo il ciclo di crescita dei capelli e danneggiando i follicoli piliferi.

Le proprietà antinfiammatorie dell'olio di ricino aiutano a lenire l'irritazione del cuoio capelluto e a ridurre l'infiammazione, promuovendo un ambiente sano del cuoio capelluto per una crescita ottimale dei capelli.

Promuove la circolazione:
Massaggiare l'olio di ricino sul cuoio capelluto migliora la circolazione sanguigna, garantendo che i follicoli piliferi ricevano un adeguato apporto di sostanze nutritive e ossigeno.

Una migliore circolazione stimola la crescita dei capelli e riduce il rischio di caduta dei capelli a causa della cattiva circolazione.

Per prevenire la caduta e la rottura dei capelli con l'olio di ricino, massaggia l'olio sul cuoio capelluto e sulle radici dei capelli e lascialo agire per almeno 30 minuti o durante la notte prima di lavarlo con uno shampoo delicato. L'uso regolare dell'olio di ricino come trattamento del cuoio capelluto e balsamo per capelli può aiutare a rafforzare i capelli, ridurre la rottura e promuovere una crescita dei capelli più sana e resistente.

3. NUTRIRE LA PELLE CON OLIO DI RICINO

ANATOMIA E FUNZIONE DELLA PELLE

Comprendere l'anatomia e la funzione della pelle è fondamentale per comprendere in che modo l'olio di ricino può apportare benefici alla salute della pelle. Ecco una panoramica della struttura della pelle e delle sue funzioni essenziali:

Epidermide:

L'epidermide è lo strato più esterno della pelle e funge da barriera protettiva contro fattori ambientali esterni come radiazioni UV, agenti patogeni e sostanze chimiche.

È costituito principalmente da cheratinociti, che producono cheratina, una proteina resistente che fornisce supporto strutturale e impermeabilizzazione.

L'epidermide contiene anche melanociti, che producono melanina, il pigmento responsabile del colore della pelle e della protezione contro i danni UV.

Derma:
Il derma si trova sotto l'epidermide ed è composto da tessuto connettivo, vasi sanguigni, nervi, follicoli piliferi e ghiandole sudoripare.

Fornisce supporto strutturale ed elasticità alla pelle, grazie alle fibre di collagene ed elastina.

Il derma ospita recettori sensoriali che rilevano il tatto, la pressione, la temperatura e il dolore, consentendo sensazioni tattili e protezione.

Ipoderma (tessuto sottocutaneo):

L'ipoderma è lo strato più profondo della pelle, costituito da tessuto adiposo (cellule adipose) e tessuto connettivo.

Funge da isolante, ammortizzante e immagazzinatore di energia, aiutando a regolare la temperatura corporea e a proteggere gli organi interni.

L'ipoderma contiene anche vasi sanguigni che forniscono nutrienti e ossigeno alla pelle e ai tessuti sottostanti.

Funzioni della pelle:

Protezione:

La pelle agisce come una barriera, proteggendo il corpo dai danni fisici, chimici e microbici.

L'epidermide previene la perdita d'acqua e protegge dai dannosi raggi UV, dagli agenti patogeni e dagli inquinanti ambientali.

Regolamento:

La pelle aiuta a regolare la temperatura corporea attraverso processi come la sudorazione (raffreddamento) e la vasocostrizione/vasodilatazione (conservazione/perdita del calore).

Mantiene l'omeostasi controllando l'equilibrio dei liquidi e i livelli di elettroliti.

Sensazione:

I recettori sensoriali nella pelle rilevano il tatto, la pressione, la temperatura e il dolore, consentendo la percezione sensoriale e le risposte protettive.

Immunità:

La pelle svolge un ruolo vitale nella difesa immunitaria del corpo , agendo come barriera fisica contro gli agenti patogeni e ospitando cellule immunitarie che difendono dalle infezioni.

Sintesi:

La pelle sintetizza la vitamina D quando esposta alla luce solare, che è essenziale per l'assorbimento del calcio e la salute delle ossa.

Comprendere l'anatomia e la funzione della pelle fornisce informazioni su come l'olio di ricino può apportare benefici alla salute della pelle nutrendo, idratando e proteggendo la funzione barriera della pelle, promuovendo la rigenerazione cellulare e riducendo l'infiammazione.

PROBLEMI COMUNI DELLA PELLE

I problemi comuni della pelle comprendono una vasta gamma di condizioni che influenzano la salute, l'aspetto e il comfort della pelle. Ecco alcuni dei problemi della pelle più diffusi:

Acne:

L'acne è una condizione comune della pelle caratterizzata dalla formazione di brufoli, punti neri, punti bianchi e cisti dovuti a pori ostruiti e infiammazione.

I fattori che contribuiscono all'acne includono la produzione eccessiva di sebo, i batteri, le fluttuazioni ormonali e la genetica.

Pelle secca:

La pelle secca si verifica quando la pelle non ha sufficiente umidità, causando tensione, desquamazione e consistenza ruvida.

Le cause della pelle secca includono fattori ambientali (ad esempio, clima freddo, bassa umidità), invecchiamento, saponi aggressivi e alcune condizioni mediche.

Eczema (dermatite atopica):

L'eczema è una condizione infiammatoria cronica della pelle caratterizzata da chiazze di pelle rosse, pruriginose e infiammate.

È spesso innescato da fattori genetici, allergeni, sostanze irritanti, stress e disfunzione del sistema immunitario.

Psoriasi:

La psoriasi è una condizione autoimmune cronica caratterizzata dalla rapida proliferazione delle cellule della pelle, che porta a chiazze spesse, rosse e squamose note come placche.

È causato da una risposta immunitaria iperattiva e può essere innescato da fattori genetici, stress, infezioni e alcuni farmaci.

Acne rosacea:

La rosacea è una condizione infiammatoria cronica della pelle che colpisce principalmente il viso, provocando arrossamenti, vampate, vasi sanguigni visibili e protuberanze simili all'acne.

I fattori scatenanti della rosacea includono la luce solare, il calore, i cibi piccanti, l'alcol e lo stress.

Dermatite:

La dermatite si riferisce all'infiammazione della pelle, che può manifestarsi come arrossamento, prurito, gonfiore ed eruzione cutanea.

I tipi più comuni di dermatite includono la dermatite da contatto (causata dal contatto con sostanze irritanti o allergeni) e la dermatite seborroica (caratterizzata da chiazze rosse, untuose e squamose sul cuoio capelluto e sul viso).

Iperpigmentazione:

L'iperpigmentazione comporta lo scurimento di alcune aree della pelle a causa dell'eccessiva produzione di melanina.

Può essere causata dall'esposizione al sole, da cambiamenti ormonali (p. es., gravidanza, contraccettivi orali), infiammazioni e lesioni cutanee.

Rughe e linee sottili:

Rughe e linee sottili sono segni dell'invecchiamento caratterizzati dalla formazione di pieghe, pieghe e rilassamento cutaneo.

L'invecchiamento, l'esposizione al sole, il fumo, le espressioni facciali ripetitive e la perdita di collagene ed elastina contribuiscono allo sviluppo delle rughe.

Affrontare i problemi comuni della pelle spesso richiede una combinazione di pratiche di cura della pelle, modifiche dello stile di vita e trattamenti mirati. I rimedi naturali come l'olio di ricino possono offrire sollievo e miglioramento per molte condizioni della pelle, grazie alle sue proprietà idratanti, antinfiammatorie e antiossidanti.

BENEFICI DELL'OLIO DI RICINO PER LA CURA DELLA PELLE

L'olio di ricino offre numerosi benefici per la cura della pelle grazie alla sua ricca composizione e alle proprietà terapeutiche. Ecco alcuni dei principali vantaggi dell'utilizzo dell'olio di ricino per la cura della pelle:

Idrata e idrata:

L'olio di ricino è profondamente idratante e aiuta a ricostituire la naturale barriera idratante della pelle, mantenendola idratata ed elastica.

È particolarmente benefico per la pelle secca, ruvida o squamosa, fornendo idratazione di lunga durata senza ostruire i pori.

Lenisce irritazioni e infiammazioni:

Le proprietà antinfiammatorie dell'olio di ricino aiutano a calmare la pelle irritata e a ridurre arrossamento, gonfiore e prurito.

È efficace per lenire varie condizioni della pelle, tra cui scottature solari, eruzioni cutanee, dermatiti ed eczemi.

Combatte l'acne e gli sfoghi:

L'olio di ricino ha proprietà antimicrobiche che aiutano a combattere i batteri che causano l'acne sulla superficie della pelle.

Aiuta a sbloccare i pori, ridurre la produzione di sebo in eccesso e prevenire gli sfoghi di acne, rendendolo adatto per la pelle grassa e a tendenza acneica.

Promuove la guarigione delle ferite:

L'olio di ricino accelera il processo di guarigione di ferite, tagli e piccole lesioni cutanee grazie ai suoi effetti antibatterici e antinfiammatori.

Aiuta a lenire e proteggere la pelle, riducendo al minimo il rischio di infezioni e cicatrici.

Riduce i segni dell'invecchiamento:

L'olio di ricino contiene antiossidanti che aiutano a neutralizzare i radicali liberi e proteggere la pelle dai danni ossidativi causati dalle radiazioni UV e dagli inquinanti ambientali.

L'uso regolare di olio di ricino può aiutare a ridurre la comparsa di linee sottili, rughe e macchie senili, promuovendo una carnagione più giovane.

Migliora la struttura e il tono della pelle:

L'olio di ricino aiuta a migliorare la consistenza e il tono della pelle favorendo la rigenerazione cellulare e la produzione di collagene.

Leviga le zone ruvide, ammorbidisce la pelle e uniforma il tono della pelle, donando una carnagione più luminosa e dall'aspetto sano.

Tratta l'iperpigmentazione e le cicatrici:

Le proprietà schiarenti della pelle dell'olio di ricino aiutano a sbiadire le macchie scure, l'iperpigmentazione e le cicatrici da acne nel tempo.

L'applicazione regolare di olio di ricino può aiutare a migliorare lo scolorimento della pelle e promuovere un tono della pelle più uniforme.

Struccante delicato:

L'olio di ricino è uno struccante efficace e delicato che aiuta a dissolvere il trucco, lo sporco e le impurità senza togliere alla pelle i suoi oli naturali.

Lascia la pelle pulita, morbida e idratata, rendendola adatta a tutti i tipi di pelle, compresa quella sensibile.

Incorporare l'olio di ricino nella tua routine di cura della pelle può aiutare a nutrire, proteggere e ringiovanire la pelle, promuovendo una carnagione più sana e luminosa. Utilizzato da solo o in combinazione con altri ingredienti per la cura della pelle, l'olio di ricino offre una soluzione naturale ed efficace per vari problemi della pelle.

4. RICETTE FAI DA TE CON OLIO DI RICINO PER LA CURA DELLA PELLE

DETERGENTI E IDRATANTI PER IL VISO

L'uso dell'olio di ricino nei detergenti e nelle creme idratanti per il viso può offrire numerosi benefici alla pelle, grazie alle sue proprietà detergenti, idratanti e nutrienti. Ecco come l'olio di ricino può essere incorporato nei detergenti e nelle creme idratanti per il viso:

Detergenti viso:

L'olio di ricino è un ingrediente eccellente per i detergenti per il viso grazie alla sua capacità di dissolvere efficacemente lo sporco, il trucco e le impurità senza togliere alla pelle i suoi oli naturali.

Agisce come un detergente delicato ma accurato, rimuovendo i residui dai pori e lasciando la pelle pulita, morbida e fresca.

Se combinato con altri oli detergenti come l'olio d'oliva o l'olio di mandorle, l'olio di ricino aiuta a bilanciare la produzione di sebo e a prevenire i pori ostruiti, rendendolo adatto a tutti i tipi di pelle, compresa la pelle grassa e a tendenza acneica.

Una semplice ricetta per un detergente viso fai-da-te può includere la miscelazione dell'olio di ricino con un olio vettore (come l'olio d'oliva o l'olio di jojoba) e alcune gocce di oli essenziali (come l'olio di lavanda o l'olio dell'albero del tè) per ulteriori benefici e fragranza.

Idratanti:

L'olio di ricino è profondamente idratante e aiuta a idratare e nutrire la pelle, rendendolo un ingrediente eccellente per le creme idratanti per il viso.

Forma una barriera protettiva sulla superficie della pelle, prevenendo la perdita di umidità e mantenendo la pelle morbida, liscia ed elastica.

L'olio di ricino è particolarmente benefico per la pelle secca, disidratata o matura, fornendo un'idratazione intensa e migliorando la struttura e l'aspetto generale della pelle.

Se combinato con altri ingredienti idratanti come burro di karitè, olio di cocco o gel di aloe vera, l'olio di ricino migliora le proprietà idratanti della formulazione, rendendola più efficace nel combattere la secchezza e nel mantenere la salute della pelle.

Una ricetta idratante per il viso fai-da-te può includere la miscelazione di olio di ricino con gel di aloe vera, burro di karitè e qualche goccia di oli essenziali (come olio di rosa canina o di incenso) per una maggiore idratazione e benefici antietà.

Incorporando l'olio di ricino nei detergenti e idratanti per il viso, puoi goderti i benefici detergenti, idratanti e nutrienti di questo olio versatile, promuovendo una pelle più sana e luminosa.

TRATTAMENTI MIRATI PER ACNE, RUGHE E PELLE SECCA

L'uso dell'olio di ricino come trattamento mirato per l'acne, le rughe e la pelle secca può essere molto utile grazie alle sue proprietà uniche e alla sua versatilità. Ecco come è possibile utilizzare l'olio di ricino per ciascuno di questi problemi della pelle:

Trattamento per l'acne:

L'olio di ricino ha proprietà antimicrobiche che aiutano a combattere i batteri che causano l'acne sulla superficie della pelle, rendendolo un trattamento efficace per l'acne.

Per utilizzare l'olio di ricino per l'acne, applicare una piccola quantità di olio di ricino puro sulle aree interessate utilizzando la punta delle dita pulita o un batuffolo di cotone.

Massaggiare delicatamente l'olio sulla pelle, concentrandosi sulle aree soggette a sfoghi.

Lasciare agire l'olio durante la notte o per almeno 30 minuti prima di risciacquarlo con acqua tiepida.

Ripeti questo processo regolarmente per ridurre l'infiammazione, sbloccare i pori e prevenire futuri sfoghi.

Trattamento antirughe:

L'olio di ricino contiene antiossidanti e acidi grassi che aiutano a neutralizzare i radicali liberi e promuovono la produzione di collagene, rendendolo un trattamento efficace per rughe e linee sottili.

Per utilizzare l'olio di ricino per le rughe, mescolalo con un olio vettore come l'olio di argan o l'olio di jojoba in parti uguali.

Applicare la miscela di oli sulla pelle pulita e asciutta e massaggiarla delicatamente su viso e collo con movimenti circolari verso l'alto.

Concentrati sulle aree con rughe e linee sottili, come la fronte, il contorno occhi e la bocca.

Lasciare agire l'olio durante la notte o per almeno 30 minuti prima di risciacquarlo con acqua tiepida.

Incorpora regolarmente questo trattamento nella tua routine di cura della pelle per contribuire a migliorare l'elasticità della pelle, ridurre la comparsa delle rughe e promuovere una carnagione più giovane.

Trattamento della pelle secca:

L'olio di ricino è profondamente idratante e aiuta a ricostituire la naturale barriera idratante della pelle, rendendolo un trattamento efficace per la pelle secca.

Per utilizzare l'olio di ricino per la pelle secca, applicare una piccola quantità di olio di ricino puro sulla pelle pulita e asciutta dopo la pulizia.

Massaggia delicatamente l'olio sulla pelle, concentrandoti sulle aree soggette a secchezza, come guance, fronte e mento.

Lasciare agire l'olio durante la notte o per almeno 30 minuti prima di risciacquarlo con acqua tiepida.

Per una maggiore idratazione, puoi mescolare l'olio di ricino con gel di aloe vera o burro di karité per creare un trattamento più nutriente.

Utilizzare questo trattamento regolarmente per aiutare a idratare la pelle secca, migliorare la struttura della pelle e ripristinare l'equilibrio dell'umidità.

Incorporando l'olio di ricino in trattamenti mirati per acne, rughe e pelle secca, puoi sfruttare le sue proprietà terapeutiche per affrontare in modo efficace problemi specifici della pelle e promuovere una pelle più sana e luminosa.

SOLUZIONI PER LA CURA DEL CORPO

L'olio di ricino offre numerosi benefici per la cura del corpo, fornendo soluzioni a vari problemi della pelle e dei capelli. Ecco alcune soluzioni efficaci per la cura del corpo utilizzando l'olio di ricino:

Crema idratante per il corpo:

L'olio di ricino è profondamente idratante e può essere utilizzato come idratante naturale per il corpo per idratare e nutrire la pelle.

Applicare una piccola quantità di olio di ricino sulla pelle umida dopo la doccia, concentrandosi sulle aree soggette a secchezza, come gomiti, ginocchia e talloni.

Massaggiare l'olio sulla pelle fino a completo assorbimento, lasciandola morbida, liscia ed elastica.

Prevenzione e riduzione delle smagliature:

L'olio di ricino può aiutare a prevenire e ridurre la comparsa delle smagliature favorendo l'elasticità e l'idratazione della pelle.

Massaggiare l'olio di ricino sulle aree soggette a smagliature, come l'addome, le cosce e il seno, durante la gravidanza o nei periodi di rapido aumento o perdita di peso.

L'applicazione regolare di olio di ricino può aiutare a migliorare l'elasticità della pelle, ridurre l'infiammazione e minimizzare la comparsa delle smagliature nel tempo.

Crescita dei capelli e trattamento del cuoio capelluto:

L'olio di ricino è utile per promuovere la crescita dei capelli e mantenere un cuoio capelluto sano.

Massaggiare l'olio di ricino sul cuoio capelluto per stimolare la circolazione sanguigna, nutrire i follicoli piliferi e favorire la crescita dei capelli.

Applicare olio di ricino sulle lunghezze dei capelli per idratare e condizionare, riducendo l'effetto crespo e le doppie punte.

Cura dei piedi:

L'olio di ricino può essere utilizzato come parte di una routine di cura dei piedi per ammorbidire e idratare talloni e piedi secchi e screpolati.

Immergi i piedi in acqua tiepida per ammorbidire la pelle, quindi esfoliali con uno scrub per piedi o una pietra pomice per rimuovere le cellule morte della pelle.

Applicare l'olio di ricino sui piedi, concentrandosi sulle zone secche, e massaggiarlo fino a completo assorbimento.

Per una maggiore idratazione, puoi indossare calzini durante la notte dopo aver applicato l'olio di ricino per trattenere l'umidità e ammorbidire la pelle.

Olio per massaggi:

L'olio di ricino può essere utilizzato come olio da massaggio per rilassare i muscoli, lenire la tensione e idratare la pelle.

Mescola l'olio di ricino con altri oli vettore come olio di cocco, olio di mandorle o olio di jojoba e aggiungi qualche goccia di oli essenziali per fragranza e ulteriori benefici.

Usa la miscela di oli per massaggiare il corpo, concentrandoti sulle aree di tensione o dolore, per un'esperienza rilassante e terapeutica.

Incorporare l'olio di ricino nella routine di cura del corpo può aiutare a nutrire, idratare e ringiovanire la pelle e i capelli, promuovendo la salute generale e la vitalità dalla testa ai piedi.

5. ALLEVIARE IL DOLORE E L'INFIAMMAZIONE IN MODO NATURALE

COMPRENDERE IL DOLORE E L'INFIAMMAZIONE

Comprendere il dolore e l'infiammazione è essenziale per gestire varie condizioni di salute e promuovere il benessere generale. Ecco una panoramica di questi processi:

Dolore:

Il dolore è un'esperienza sensoriale ed emotiva complessa che funge da segnale di avvertimento di danno tissutale reale o potenziale.

Può essere acuto, di breve durata e tipicamente derivante da un infortunio o da una malattia, oppure cronico, persistente per un periodo prolungato, spesso oltre il tempo di guarigione previsto.

Il dolore può manifestarsi in varie forme, comprese sensazioni acute, sorde, palpitanti, lancinanti o dolorose e può essere localizzato o diffuso in tutto il corpo.

La percezione del dolore coinvolge complesse interazioni tra cellule nervose, neurotrasmettitori e cervello, influenzate da fattori quali genetica, emozioni, esperienze passate e segnali ambientali.

Infiammazione:
L'infiammazione è la risposta naturale del corpo a lesioni, infezioni o irritazioni, volta a

rimuovere gli stimoli dannosi e ad avviare il processo di guarigione.

È caratterizzata da arrossamento, gonfiore, calore, dolore e perdita di funzionalità nell'area interessata.

L'infiammazione comporta una cascata di processi biochimici, compreso il rilascio di mediatori infiammatori come citochine, prostaglandine e istamina, che attivano le cellule immunitarie per colpire ed eliminare gli agenti patogeni o le cellule danneggiate.

Mentre l'infiammazione acuta è una risposta protettiva e autolimitante che promuove la riparazione e la rigenerazione dei tessuti, l'infiammazione cronica può portare a danni ai tessuti, problemi di salute sistemica e allo sviluppo di malattie croniche come l'artrite, le malattie cardiovascolari e il cancro.

Ruolo delle prostaglandine:

Le prostaglandine sono composti lipidici derivati dagli acidi grassi che svolgono un ruolo cruciale nella mediazione del dolore e dell'infiammazione.

Sono sintetizzati in risposta a lesioni o infiammazioni tissutali e agiscono come ormoni locali, regolando vari processi fisiologici come la vasodilatazione, la percezione del dolore e la febbre.

Le prostaglandine sono prodotte dall'enzima cicloossigenasi (COX) a partire dall'acido arachidonico, un precursore derivato dalle membrane cellulari.

I farmaci antinfiammatori non steroidei (FANS) come l'aspirina e l'ibuprofene agiscono inibendo gli enzimi COX, riducendo così la produzione di prostaglandine e alleviando il dolore e l'infiammazione.

Comprendere i meccanismi del dolore e dell'infiammazione aiuta a guidare le strategie di trattamento volte ad alleviare il disagio, promuovere la guarigione e ripristinare la salute generale. I rimedi naturali come l'olio di ricino, con le sue proprietà antinfiammatorie e analgesiche, possono integrare le terapie convenzionali e fornire sollievo a varie condizioni dolorose se applicati localmente o utilizzati nelle massoterapie.

COME FUNZIONA L'OLIO DI RICINO COME ANTIDOLORIFICO

L'olio di ricino funziona come antidolorifico principalmente grazie alle sue proprietà antinfiammatorie, analgesiche e vasodilatatrici. Ecco come l'olio di ricino allevia il dolore:

Effetti antinfiammatori:

L'olio di ricino contiene acido ricinoleico , un acido grasso unico noto per le sue proprietà antinfiammatorie.

ricinoleico inibisce la sintesi delle prostaglandine, composti lipidici che promuovono l'infiammazione e il dolore.

Riducendo l'infiammazione nell'area interessata, l'olio di ricino aiuta ad alleviare il dolore associato a condizioni come l'artrite, stiramenti muscolari e dolori articolari.

Proprietà analgesiche:

L'olio di ricino ha effetti analgesici (antidolorifici), che aiutano ad attenuare o bloccare la percezione del dolore.

Se applicato localmente, l'olio di ricino agisce come un agente controirritante, producendo una sensazione di raffreddamento o riscaldamento che distrae dalla sensazione di dolore.

Massaggiare l'olio di ricino sulla pelle stimola le terminazioni nervose sensoriali, innescando il rilascio di endorfine, le sostanze chimiche naturali che alleviano il dolore.

Azione vasodilatatrice:

L'olio di ricino promuove la vasodilatazione, l'allargamento dei vasi sanguigni, che migliora il flusso sanguigno nell'area interessata.

Una migliore circolazione sanguigna aiuta a eliminare le tossine, ridurre l'infiammazione e fornire ossigeno e sostanze nutritive ai tessuti feriti, favorendo la guarigione e il sollievo dal dolore.

Rilassamento muscolare:

Massaggiare l'olio di ricino sui muscoli doloranti o tesi aiuta a rilassare le fibre muscolari e a ridurre gli spasmi muscolari, alleviando il dolore e la rigidità.

Le proprietà emollienti dell'olio di ricino aiutano anche ad ammorbidire e lubrificare la pelle, facilitando movimenti più fluidi e confortevoli.

Idratante e curativa:

L'olio di ricino idrata e nutre la pelle, favorendo la guarigione e la rigenerazione dei tessuti danneggiati.

Una pelle sana e idratata è meno soggetta a irritazioni, prurito e disagio, fornendo sollievo da condizioni come pelle secca, eczema e dermatite.

Sfruttando le sue proprietà antinfiammatorie, analgesiche e vasodilatatrici, l'olio di ricino offre una soluzione naturale ed efficace per alleviare il dolore associato a varie condizioni, tra cui artrite, stiramenti muscolari, dolori articolari e disturbi infiammatori della pelle. Sia applicato localmente che utilizzato nelle terapie di massaggio, l'olio di ricino fornisce sollievo calmante e promuove il benessere generale.

APPLICAZIONI PER DOLORI ARTICOLARI, DOLORI MUSCOLARI E ALTRO

L'olio di ricino può essere utilizzato in varie applicazioni per alleviare dolori articolari, dolori muscolari e altre condizioni dolorose.

Ecco alcuni modi efficaci per utilizzare l'olio di ricino per alleviare il dolore:

Massaggio topico:

Massaggiare l'area interessata con olio di ricino per favorire il rilassamento, migliorare la circolazione sanguigna e ridurre l'infiammazione.

Massaggia delicatamente l'olio sulla pelle con movimenti circolari, concentrandoti sulle aree di dolore articolare o muscolare.

Per un maggiore sollievo dal dolore, combina l'olio di ricino con oli essenziali come menta piperita, eucalipto o lavanda, noti per le loro proprietà analgesiche e antinfiammatorie.

Comprimere:

Immergere un panno pulito in olio di ricino caldo e applicarlo sulla zona interessata come un impacco caldo.

Coprire l'impacco con pellicola trasparente o un asciugamano per trattenere il calore e consentire all'olio di penetrare in profondità nella pelle.

Lasciare agire l'impacco per 20-30 minuti, quindi rimuovere e massaggiare delicatamente l'eventuale olio rimasto sulla pelle.

Impacchi di olio di ricino:

Crea un impacco di olio di ricino saturando un pezzo di flanella o un panno di cotone con olio di ricino.

Posiziona il panno imbevuto d'olio sulla zona interessata e coprilo con pellicola trasparente o un asciugamano per evitare macchie d'olio.

Applicare un calore delicato sull'impacco utilizzando un cuscinetto riscaldante o una borsa dell'acqua calda per 30-60 minuti per migliorare l'assorbimento e l'efficacia.

Usa regolarmente impacchi di olio di ricino per ridurre l'infiammazione, alleviare il dolore e favorire la guarigione delle lesioni articolari e muscolari.

Bagno Immerso:

Aggiungi qualche cucchiaio di olio di ricino all'acqua calda del bagno e immergilo per 15-20 minuti per lenire i muscoli e le articolazioni doloranti.

Il calore del bagno aiuta a rilassare i muscoli tesi, mentre le proprietà idratanti dell'olio di ricino nutrono e idratano la pelle.

Per un maggiore relax e sollievo dal dolore, valuta la possibilità di incorporare sali di Epsom o oli essenziali nel bagno.

Unguento antidolorifico fai da te:

Prepara un unguento antidolorifico fatto in casa combinando cera d'api fusa, olio di cocco e olio di ricino con poche gocce di oli essenziali come zenzero, curcuma o rosmarino.

Versare il composto in piccoli contenitori e lasciarlo solidificare a temperatura ambiente.

Applicare l'unguento sulla zona interessata secondo necessità per alleviare il dolore articolare, il dolore muscolare e l'infiammazione.

Incorporando queste applicazioni nella tua routine di gestione del dolore, puoi sfruttare le proprietà antinfiammatorie, analgesiche e idratanti dell'olio di ricino per alleviare efficacemente il dolore articolare, il dolore muscolare e altre condizioni dolorose.

6. INCORPORA L'OLIO DI RICINO NELLA TUA ROUTINE QUOTIDIANA

SCEGLIERE I GIUSTI PRODOTTI A BASE DI OLIO DI RICINO

La scelta dei giusti prodotti a base di olio di ricino implica considerare fattori quali purezza, qualità e uso previsto. Ecco una guida per aiutarti a selezionare i migliori prodotti a base di olio di ricino per le tue esigenze:

Purezza e qualità:

Cerca olio di ricino spremuto a freddo o mediante panello, poiché questi metodi preservano i nutrienti e le proprietà naturali dell'olio.

Evita l'olio di ricino che è stato estratto con solvente o trattato con il calore, poiché questi metodi possono degradare la qualità dell'olio.

Scegli l'olio di ricino biologico quando possibile per assicurarti che sia privo di pesticidi, sostanze chimiche e additivi.

Tipo di olio di ricino:

Sono disponibili diversi tipi di olio di ricino, tra cui:

Olio di ricino vergine : estratto dalla prima spremitura dei semi di ricino, conserva più sostanze nutritive ed è considerato di qualità superiore.

Olio di ricino raffinato : lavorato per rimuovere impurità e odori , è di colore più chiaro e ha un profumo più delicato ma può contenere meno sostanze nutritive.

Considera le tue preferenze e l'uso previsto quando scegli tra olio di ricino vergine e raffinato.

Confezione:

Optare per l'olio di ricino confezionato in bottiglie di vetro scuro o contenitori opachi per proteggerlo dalla luce e mantenerne la freschezza.

Evita i contenitori di plastica, poiché col tempo potrebbero rilasciare sostanze chimiche nell'olio.

Certificazioni e test:

Cerca prodotti a base di olio di ricino certificati biologici da organizzazioni rispettabili come USDA o EcoCert .

Controlla se il produttore conduce test di terze parti per purezza, potenza e contaminanti, come metalli pesanti o crescita microbica.

Ingredienti aggiuntivi:

Valuta se preferisci l'olio di ricino puro o prodotti che contengono ingredienti aggiuntivi per scopi specifici, come oli essenziali per fragranze o altri oli vettore per ulteriori benefici.

Leggi attentamente l'elenco degli ingredienti per assicurarti che il prodotto non contenga additivi, riempitivi o allergeni che potrebbero irritare la pelle o i capelli.

Destinazione d'uso:

Scegli un prodotto a base di olio di ricino specificamente formulato per l'uso previsto, che si tratti di cura della pelle, cura dei capelli, massaggio o uso interno (se approvato da un operatore sanitario).

Formulazioni diverse possono avere concentrazioni o miscele diverse di olio di ricino e altri ingredienti adatti a diverse applicazioni.

Reputazione del marchio:

Ricerca la reputazione del marchio, le recensioni dei clienti e le testimonianze per valutare la qualità e l'efficacia dei loro prodotti a base di olio di ricino.

Cerca marchi impegnati nei confronti della sostenibilità, dell'approvvigionamento etico e della trasparenza nelle loro pratiche di produzione.

Considerando questi fattori, puoi selezionare prodotti a base di olio di ricino di alta qualità che soddisfano le tue esigenze e preferenze, sia che li utilizzi per la cura della pelle, dei capelli, per i massaggi o per altri scopi di benessere.

SUGGERIMENTI PER UN UTILIZZO SICURO ED EFFICACE

L'uso sicuro ed efficace dell'olio di ricino implica il rispetto delle linee guida e delle precauzioni adeguate. Ecco alcuni suggerimenti per garantire un utilizzo sicuro ed efficace:

Eseguire un patch test:

Prima di utilizzare l'olio di ricino su un'area più ampia della pelle o dei capelli, esegui un patch test applicandone una piccola quantità su un'area piccola e poco appariscente.

Attendere 24-48 ore per verificare eventuali reazioni allergiche, irritazioni o sensibilità. Se si verificano reazioni avverse, interrompere immediatamente l'uso.

Diluizione:

Se usi l'olio di ricino per via topica, considera di diluirlo con un olio vettore come olio di cocco, olio di jojoba o olio di mandorle per ridurre al minimo il rischio di irritazione, soprattutto per la pelle sensibile.

Utilizza un rapporto di 1 parte di olio di ricino e 1-2 parti di olio vettore, a seconda della sensibilità della tua pelle e dell'uso previsto.

Evitare il contatto con gli occhi:

Tieni l'olio di ricino lontano dagli occhi e dalle mucose, poiché può causare irritazione e disagio.

In caso di contatto accidentale, sciacquare immediatamente l'area interessata con acqua e consultare un medico se l'irritazione persiste.

Usare cautela con uso interno:

Prestare attenzione quando si considera l'uso interno dell'olio di ricino, poiché può avere effetti lassativi e può causare disturbi gastrointestinali o diarrea.

Consulta un operatore sanitario prima di assumere olio di ricino internamente, soprattutto se sei incinta, stai allattando o soffri di condizioni mediche preesistenti.

Sensibilità al sole:

L'olio di ricino può aumentare la sensibilità alla luce solare, quindi evitare l'esposizione prolungata al sole dopo l'applicazione topica.

Se usi l'olio di ricino sulla pelle durante il giorno, applica una crema solare con un fattore di protezione solare (SPF) adeguato per proteggere la pelle dai raggi UV.

Magazzinaggio:

Conservare l'olio di ricino in un luogo fresco e buio, lontano dalla luce solare diretta e dal calore per prevenire l'ossidazione e il degrado dell'olio.

Mantenere la bottiglia ben chiusa per mantenere la freschezza e prevenire la contaminazione.

Consulta un professionista:

Se hai problemi o condizioni di salute specifici, consulta un dermatologo, un operatore sanitario o un aromaterapista qualificato prima di utilizzare l'olio di ricino, soprattutto per scopi terapeutici.

Cerca una guida professionale se non sei sicuro del dosaggio appropriato, del metodo di applicazione o delle potenziali interazioni con farmaci o altri trattamenti.

Interrompere l'uso se si verificano reazioni avverse:

Se si verificano reazioni avverse come eruzione cutanea, prurito, arrossamento o gonfiore dopo l'uso dell'olio di ricino, interrompere immediatamente l'uso e consultare un operatore sanitario per ulteriori valutazioni e indicazioni.

Seguendo questi suggerimenti per un uso sicuro ed efficace, puoi godere dei benefici dell'olio di ricino riducendo al minimo il rischio di reazioni avverse o complicazioni.

CREAZIONE DI UN REGIME PERSONALIZZATO

Creare un regime personalizzato con olio di ricino implica adattarne l'uso ai tuoi obiettivi specifici di cura della pelle, cura dei capelli o benessere. Ecco come creare un regime personalizzato con olio di ricino:

Identifica i tuoi obiettivi:

Determina cosa speri di ottenere incorporando l'olio di ricino nella tua routine. Stai cercando di migliorare l'idratazione della tua pelle, promuovere la crescita dei capelli, alleviare i dolori muscolari o affrontare specifici problemi di salute?

Valuta il tuo tipo di pelle e capelli:

Considera il tuo tipo di pelle (ad esempio grassa, secca, mista, sensibile) e il tipo di capelli (ad esempio ricci, lisci, sottili, spessi) per selezionare le formulazioni e le applicazioni di olio di ricino più adatte.

Diversi tipi di pelle e capelli possono richiedere concentrazioni o combinazioni diverse di olio di ricino con altri ingredienti.

Scegli i prodotti giusti:
Seleziona prodotti a base di olio di ricino di alta qualità che soddisfino le tue esigenze e preferenze, considerando fattori quali purezza, qualità, imballaggio, certificazioni e ingredienti aggiuntivi.

Scegli prodotti specificatamente formulati per l'uso previsto, che si tratti di cura della pelle, cura dei capelli, massaggi o uso interno (se approvati da un operatore sanitario).

Stabilisci una routine:
Sviluppa una routine coerente per l'utilizzo dell'olio di ricino in base ai tuoi obiettivi e al tuo stile di vita. Ciò può includere trattamenti

giornalieri, settimanali o mensili a seconda dei risultati desiderati.

Determina i momenti migliori della giornata per incorporare l'olio di ricino nella tua routine, considerando fattori come praticità, assorbimento e interazione con altri prodotti.

Personalizza i metodi di applicazione:

Esplora diversi metodi di applicazione per l'utilizzo dell'olio di ricino in base alle tue preferenze ed esigenze. Ciò può includere applicazione topica, massaggi, bagni, impacchi o consumo orale (se approvato da un operatore sanitario).

Sperimenta varie combinazioni di olio di ricino con oli vettore, oli essenziali o altri ingredienti naturali per migliorarne l'efficacia e affrontare problemi specifici.

Monitorare i progressi e apportare le modifiche necessarie:

Tieni traccia della risposta della tua pelle e dei tuoi capelli ai trattamenti con olio di ricino nel tempo, annotando eventuali miglioramenti, cambiamenti o reazioni avverse.

Modifica il tuo regime secondo necessità in base alle tue osservazioni, apportando modifiche alla selezione del prodotto, ai metodi di applicazione, alla frequenza o al dosaggio.

Cercare una guida professionale:

Consulta un dermatologo, un operatore sanitario o un aromaterapista qualificato per consigli e indicazioni personalizzate, soprattutto se hai problemi di salute specifici, allergie o condizioni preesistenti.

Ottieni una consulenza professionale sul dosaggio appropriato, sulle tecniche di applicazione e sulle potenziali interazioni con farmaci o altri trattamenti.

Sii paziente e coerente:

Ricorda che i risultati potrebbero richiedere del tempo per manifestarsi, quindi sii paziente e coerente con il tuo regime di olio di ricino.

Attieniti alla tua routine e concedi alla pelle e ai capelli tempo sufficiente per rispondere ai trattamenti, adattandoli secondo necessità in base ai tuoi progressi e ai tuoi obiettivi.

Creando un regime personalizzato con olio di ricino adattato alle tue esigenze e preferenze individuali, puoi massimizzarne i benefici e ottenere una pelle, capelli e un benessere generale più sani e luminosi.

7. OLTRE LA BELLEZZA: ULTERIORI USI DELL'OLIO DI RICINO

SOSTENERE LA SALUTE DELL'APPARATO DIGERENTE

Sostenere la salute dell'apparato digerente con l'olio di ricino implica usarlo con giudizio e con cautela, poiché ha potenti proprietà lassative. Ecco alcuni suggerimenti per incorporare in modo sicuro l'olio di ricino nel tuo regime per supportare la salute dell'apparato digerente:

Consultare un operatore sanitario:

Prima di utilizzare l'olio di ricino internamente per scopi di salute dell'apparato digerente, consultare un operatore sanitario, soprattutto se si hanno condizioni mediche preesistenti, se si è incinte o si stanno assumendo farmaci.

Utilizzare olio di ricino di grado farmaceutico:

Scegli olio di ricino di qualità farmaceutica etichettato specificatamente per uso interno, poiché è sottoposto a misure di controllo di qualità più rigorose per garantire purezza e sicurezza.

Seguire il dosaggio consigliato:

Seguire il dosaggio raccomandato fornito da un operatore sanitario o dal produttore del prodotto quando si utilizza l'olio di ricino internamente.

Inizia con una dose bassa e aumentala gradualmente secondo necessità, monitorando la risposta del tuo corpo e adattandoti di conseguenza.

Evitare l'uso a lungo termine:

Limitare l'uso dell'olio di ricino per alleviare a breve termine la stitichezza occasionale o il disagio digestivo.

L'uso prolungato o eccessivo di olio di ricino può portare a dipendenza, disidratazione, squilibri elettrolitici e altri effetti avversi.

Affronta lo stomaco vuoto:

Assumere l'olio di ricino a stomaco vuoto, preferibilmente al mattino, per facilitare i suoi effetti lassativi e ridurre al minimo le interferenze con la digestione.

Evitare di consumare cibi solidi per diverse ore dopo aver assunto l'olio di ricino per consentirgli di agire in modo efficace.

Mescolare con succo o acqua:

Se il sapore dell'olio di ricino è sgradevole, mescolatelo con una piccola quantità di succo di frutta o acqua per mascherarne il sapore .

Agitare bene prima dell'uso per garantire la corretta miscelazione dell'olio con il liquido.

Rimani idratato:

Bevi molta acqua durante il giorno quando usi l'olio di ricino per prevenire la disidratazione e favorire i movimenti intestinali.

L'idratazione è essenziale per aiutare ad ammorbidire le feci e facilitare il loro passaggio attraverso il tratto digestivo.

Monitorare i movimenti intestinali:

Presta attenzione ai movimenti intestinali e monitora eventuali cambiamenti di frequenza, consistenza o colore dopo aver assunto l'olio di ricino.

Se avverti forti dolori addominali, crampi, nausea, vomito o altre reazioni avverse, interrompi l'uso e consulta immediatamente un medico.

Misure di supporto:

Incorpora cambiamenti nello stile di vita come fibre alimentari , attività fisica, gestione dello stress e abitudini intestinali regolari per sostenere la salute generale dell'apparato digerente e ridurre la necessità di lassativi come l'olio di ricino.

Interrompere l'uso se necessario:

Se si verificano problemi digestivi persistenti o gravi, consultare un operatore sanitario per determinare la causa sottostante e il trattamento appropriato.

Interrompi l'uso dell'olio di ricino se non fornisce sollievo o aggrava i sintomi.

Aumentare l'immunità con l'olio di ricino implica sfruttare le sue potenziali proprietà antinfiammatorie e antimicrobiche. Ecco alcuni suggerimenti per incorporare l'olio di ricino nella tua routine per sostenere la salute immunitaria:

Applicazione topica:

Applicare l'olio di ricino localmente sulla pelle come olio da massaggio o in impacchi per aiutare a ridurre l'infiammazione e favorire la circolazione.

Massaggiare l'olio di ricino sui linfonodi, in particolare nel collo, nelle ascelle e nella zona inguinale, può aiutare a stimolare il sistema immunitario.

Inalazione di vapore:

Aggiungi qualche goccia di olio di ricino in una ciotola di acqua calda e inala il vapore per aiutare a eliminare la congestione, lenire le vie respiratorie e sostenere la salute respiratoria.

Copri la testa con un asciugamano e appoggiati sulla ciotola, facendo respiri profondi per diversi minuti.

Estrazione dell'olio:

Pratica l'estrazione dell'olio con olio di ricino per aiutare a disintossicare la cavità orale, rimuovere i batteri e sostenere la salute orale, che è collegata alla funzione immunitaria generale.

Metti un cucchiaio di olio di ricino in bocca per 10-15 minuti prima di sputarlo e sciacquarti la bocca con acqua.

Terapia del massaggio:

Ricevi massaggi regolari con olio di ricino da un terapista qualificato per aiutare a ridurre lo stress, favorire il rilassamento e sostenere la funzione immunitaria.

La massoterapia può aiutare a stimolare il sistema linfatico, che svolge un ruolo cruciale nella risposta immunitaria e nella disintossicazione.

Supplementi dietetici:

Prendi in considerazione l'assunzione di integratori di olio di ricino sotto la guida di un operatore sanitario per sostenere la salute del sistema immunitario.

Gli integratori di olio di ricino possono presentarsi sotto forma di softgel o capsule, contenenti olio di ricino purificato per il consumo orale.

Pratiche di stile di vita sano:

Mantenere uno stile di vita sano con una dieta equilibrata ricca di frutta, verdura, cereali integrali e proteine magre per fornire nutrienti essenziali per la funzione immunitaria.

Fai esercizio fisico regolare, dormi adeguatamente e gestisci lo stress in modo efficace per sostenere la salute immunitaria generale.

Misure igieniche e preventive:

Usa l'olio di ricino come alternativa naturale per la cura e l'igiene della pelle, evitando sostanze chimiche aggressive che potrebbero compromettere la funzione immunitaria.

Adotta buone abitudini igieniche come lavarsi le mani, coprirsi la bocca quando si tossisce o starnutisce ed evitare il contatto ravvicinato con persone malate per prevenire la diffusione della malattia.

Consultare un operatore sanitario:

Consulta un operatore sanitario per consigli personalizzati sull'uso dell'olio di ricino per supportare la salute immunitaria, soprattutto se hai problemi o condizioni di salute specifici.

Sebbene l'olio di ricino possa offrire potenziali benefici per la salute del sistema immunitario, è essenziale utilizzarlo con giudizio e in combinazione con altre pratiche di stile di vita sano per massimizzarne l'efficacia. Come sempre, consulta un operatore sanitario prima di incorporare l'olio di ricino nella tua routine, soprattutto se hai problemi di salute di base o sei incinta o stai allattando.

ALTRI BENEFICI E USI PER LA SALUTE

Oltre ai suoi usi ben noti per la cura della pelle, dei capelli e per la salute dell'apparato digerente, l'olio di ricino offre una serie di altri benefici e usi per la salute. Ecco alcuni ulteriori modi per sfruttare le proprietà terapeutiche dell'olio di ricino:

Sollievo dal dolore articolare:

Applicare l'olio di ricino localmente sulle articolazioni doloranti o infiammate per aiutare a ridurre il dolore, l'infiammazione e la rigidità associati a condizioni come l'artrite, la gotta o i reumatismi.

Massaggiare l'olio sulla zona interessata per favorire la circolazione, alleviare il disagio e migliorare la mobilità.

Sollievo dai crampi mestruali:

Massaggia l'olio di ricino sul basso addome durante le mestruazioni per alleviare i crampi e il disagio mestruale.

Le proprietà antinfiammatorie e analgesiche dell'olio di ricino possono aiutare a lenire i crampi muscolari e favorire il rilassamento.

Guarigione delle ferite:

Applicare l'olio di ricino localmente su piccoli tagli, graffi, ustioni o punture di insetti per favorire la guarigione delle ferite e ridurre l'infiammazione.

Le proprietà antimicrobiche dell'olio di ricino possono aiutare a prevenire le infezioni e proteggere la barriera naturale della pelle.

Crescita di ciglia e sopracciglia:

Usa l'olio di ricino come rimedio naturale per favorire la crescita di ciglia e sopracciglia più lunghe e folte.

Applicare una piccola quantità di olio di ricino sulle ciglia e sulle sopracciglia utilizzando una bacchetta di mascara pulita o un batuffolo di cotone prima di andare a dormire per il trattamento notturno.

Infezioni fungine:

Applicare l'olio di ricino localmente sulle infezioni fungine come il piede d'atleta, la tigna o i funghi delle unghie per aiutare a inibire la crescita dei funghi e ridurre i sintomi.

Le proprietà antifungine dell'olio di ricino possono aiutare ad alleviare il prurito, il rossore e l'irritazione associati alle infezioni fungine.

Disintossicazione del fegato:

Assumi l'olio di ricino internamente sotto la guida di un operatore sanitario come parte di un protocollo di disintossicazione del fegato.

Gli impacchi di olio di ricino o il consumo orale possono aiutare a stimolare la funzionalità epatica, promuovere la disintossicazione e sostenere la salute generale del fegato.

Salute degli occhi:

Usa l'olio di ricino come rimedio naturale per la secchezza degli occhi o per aiutare a lenire l'irritazione e il disagio degli occhi.

Applicare una piccola quantità di olio di ricino intorno agli occhi utilizzando la punta delle dita pulite, evitando il contatto con gli occhi stessi.

Infezioni dell'orecchio:

Usa l'olio di ricino come rimedio naturale per le infezioni dell'orecchio applicando alcune gocce di olio di ricino caldo nel condotto uditivo interessato.

Le proprietà antimicrobiche e antinfiammatorie dell'olio di ricino possono aiutare a ridurre il dolore e l'infiammazione associati alle infezioni dell'orecchio.

Sollievo dalla stitichezza negli animali:

Somministrare piccole quantità di olio di ricino agli animali domestici o al bestiame sotto la guida di un veterinario per alleviare la stitichezza.

L'olio di ricino può agire come un blando lassativo per gli animali, favorendo i movimenti intestinali e alleviando i disturbi digestivi.

Utilizzare sempre l'olio di ricino con cautela e sotto la guida di un operatore sanitario, soprattutto quando lo si utilizza per consumo interno o su aree sensibili del corpo. Sebbene l'olio di ricino offra numerosi benefici e usi per la salute, è essenziale garantire un utilizzo sicuro e appropriato per massimizzarne l'efficacia e ridurre al minimo il rischio di effetti avversi.

8 . PRECAUZIONI E POTENZIALI EFFETTI COLLATERALI

PREOCCUPAZIONI PER ALLERGIE E SENSIBILITÀ

Quando si considera l'uso dell'olio di ricino, è fondamentale essere consapevoli dei potenziali problemi di allergia e sensibilità. Ecco cosa devi sapere per garantire un utilizzo sicuro:

Reazioni allergiche:

Sebbene le allergie all'olio di ricino siano rare, possono verificarsi. Gli individui con allergie note ai semi di ricino o alle sostanze correlate dovrebbero evitare l'uso di prodotti a base di olio di ricino per prevenire reazioni allergiche.

I sintomi di una reazione allergica possono includere eruzioni cutanee, prurito, orticaria, gonfiore, difficoltà di respirazione o anafilassi. Rivolgiti immediatamente al medico se manifesti sintomi gravi.

Sensibilità cutanea:

Alcuni individui possono avvertire irritazione o sensibilità della pelle quando usano l'olio di ricino per via topica. Eseguire un patch test prima di applicare l'olio di ricino su un'area più ampia della pelle.

Applicare una piccola quantità di olio di ricino diluito su una piccola zona di pelle e attendere 24-48 ore per osservare eventuali segni di irritazione o reazione allergica. Se non si verificano reazioni avverse, è probabile che sia sicuro da usare.

Irritazione agli occhi:

Evitare che l'olio di ricino entri negli occhi, poiché può causare irritazione e disagio. In caso di contatto accidentale, sciacquare abbondantemente gli occhi con acqua e consultare un medico se l'irritazione persiste.

Quando si utilizza l'olio di ricino vicino agli occhi, prestare attenzione e applicarlo con attenzione per evitare il contatto con gli occhi.

Disturbi digestivi:

Se assunto internamente, l'olio di ricino può agire come un potente lassativo e può causare disturbi digestivi, tra cui nausea, crampi addominali, diarrea o disidratazione.

Inizia con una dose bassa e segui le linee guida sul dosaggio raccomandate. Interrompere l'uso e consultare un operatore sanitario se si verificano sintomi digestivi gravi o prolungati.

Reattività crociata:

Gli individui con allergie a determinati alimenti o sostanze possono essere a rischio di reattività crociata con l'olio di ricino. Se soffri di allergie o sensibilità, consulta un operatore sanitario prima di utilizzare l'olio di ricino.

Sii cauto se soffri di allergie ad altri oli o ingredienti di origine vegetale, poiché potrebbe esserci il rischio di sensibilità incrociata.

Purezza e qualità:

Scegli prodotti a base di olio di ricino puro e di alta qualità provenienti da produttori rinomati per ridurre al minimo il rischio di contaminazione o impurità che potrebbero scatenare reazioni allergiche o sensibilità cutanea.

Cerca prodotti etichettati come spremuti a freddo, biologici e privi di additivi o allergeni.

Interrompere l'uso se necessario:

Se si verificano reazioni avverse, come sintomi allergici, irritazione della pelle o disturbi digestivi, interrompere immediatamente l'uso dell'olio di ricino.

Se necessario, chiedi consiglio al medico, soprattutto se manifesti sintomi gravi o persistenti.

Per garantire un utilizzo sicuro dell'olio di ricino, seguire queste linee guida:

Eseguire un patch test:

Prima di utilizzare l'olio di ricino in modo estensivo, esegui un patch test applicandone una piccola quantità su una piccola area della pelle. Attendi 24-48 ore per eventuali reazioni avverse come arrossamento, prurito o irritazione.

Utilizza prodotti di alta qualità:

Scegli olio di ricino biologico puro, spremuto a freddo, di marchi rinomati per garantire la qualità ed evitare contaminanti.

Evitare l'uso interno senza guida:

Prestare attenzione quando si assume l'olio di ricino internamente. Se si considera l'uso interno per la stitichezza o per altri scopi, consultare prima un operatore sanitario.

Diluire per uso topico:

Diluire l'olio di ricino con un olio vettore come quello di cocco o d'oliva per ridurne l'efficacia, soprattutto per le zone sensibili della pelle.

Tenere lontano dagli occhi:

Evitare il contatto con gli occhi quando si applica l'olio di ricino. In caso di contatto, sciacquare abbondantemente con acqua.

Conservare correttamente:

Conservare l'olio di ricino in un luogo fresco e asciutto, lontano dalla luce solare diretta e dal calore per prevenirne il degrado.

Monitorare le reazioni:

Presta attenzione alle reazioni del tuo corpo. Interrompere l'uso se si verificano effetti avversi.

Tenere fuori dalla portata dei bambini:

Conservare l'olio di ricino in modo sicuro fuori dalla portata di bambini e animali domestici per evitare l'ingestione accidentale o l'uso improprio.

Consulta un professionista:

In caso di dubbi o se si hanno problemi di salute specifici, consultare un operatore sanitario prima di utilizzare l'olio di ricino.

Seguire le istruzioni di dosaggio:

Se si utilizza l'olio di ricino internamente, seguire le istruzioni di dosaggio consigliate fornite da un operatore sanitario o sull'etichetta del prodotto.

QUANDO RIVOLGERSI A UN PROFESSIONISTA

È essenziale consultare un operatore sanitario nelle seguenti situazioni:

Reazioni allergiche:

Se si verificano sintomi di una reazione allergica dopo l'uso di olio di ricino, come eruzione cutanea, prurito, orticaria, gonfiore, difficoltà di respirazione o anafilassi, consultare immediatamente un medico.

Grave irritazione cutanea:

Se si sviluppa una grave irritazione cutanea, arrossamento, formazione di vesciche o sensazione di bruciore dopo l'applicazione dell'olio di ricino, interrompere l'uso e consultare un dermatologo o un operatore sanitario.

Disturbi digestivi:

Se si verificano sintomi digestivi gravi o prolungati come nausea, vomito, crampi addominali, diarrea o disidratazione dopo aver assunto olio di ricino internamente, consultare un operatore sanitario.

Contatto visivo:

Se l'olio di ricino entra in contatto con gli occhi e provoca irritazione, arrossamento o disagio, sciacquare accuratamente gli occhi con acqua e consultare un medico se i sintomi persistono.

Gravidanza o allattamento:

Se sei incinta o stai allattando, consulta il tuo medico prima di utilizzare l'olio di ricino, soprattutto internamente, poiché potrebbe presentare potenziali rischi e controindicazioni.

Condizioni pre esistenti:

Se soffri di condizioni mediche preesistenti come disturbi digestivi, malattie della pelle, allergie o altri problemi di salute, consulta un operatore sanitario prima di utilizzare l'olio di ricino per garantire sicurezza e idoneità.

Interazioni farmacologiche:

Se stai assumendo farmaci o integratori, consulta un operatore sanitario prima di utilizzare l'olio di ricino internamente, poiché potrebbe interagire con alcuni farmaci o influenzarne l'assorbimento e l'efficacia.

Bambini e animali domestici:

Se si considera l'uso dell'olio di ricino per bambini o animali domestici, consultare rispettivamente un pediatra o un veterinario per il dosaggio appropriato e le istruzioni sull'uso.

Condizioni croniche:

Se soffri di patologie croniche come malattie epatiche o renali, diabete, ipertensione o disturbi autoimmuni, consulta un operatore sanitario prima di utilizzare l'olio di ricino per assicurarti che sia sicuro e appropriato per la tua condizione.

Utilizzo incerto:

Se non sei sicuro del corretto utilizzo, dosaggio o potenziali rischi dell'olio di ricino, consulta un operatore sanitario per indicazioni e consigli personalizzati.

BONUS

COME FARE L'OLIO DI RICINO IN CASA

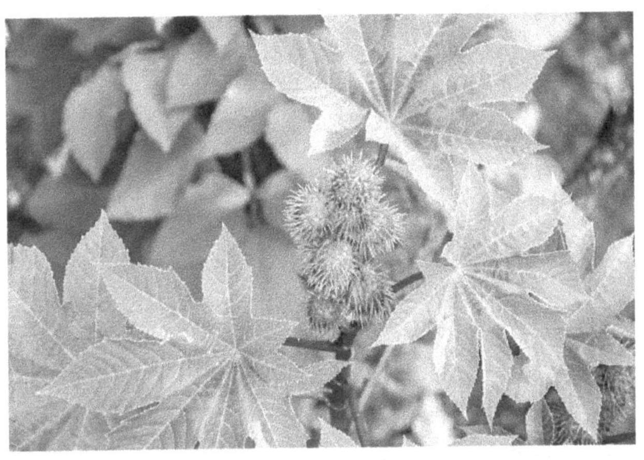

E così inizia il viaggio della pianta di ricino. Alcuni torreggiano alti mentre altri mantengono una statura modesta. Ecco il ricino - nella sua fase verde giovanile prima di raggiungere la maturità, in attesa del momento del raccolto. Una volta maturo, si trasforma in questo, pronto per la raccolta e l'essiccazione. Il baccello di ricino, uno spettacolo da vedere con il suo mix di forme verdi e essiccate.

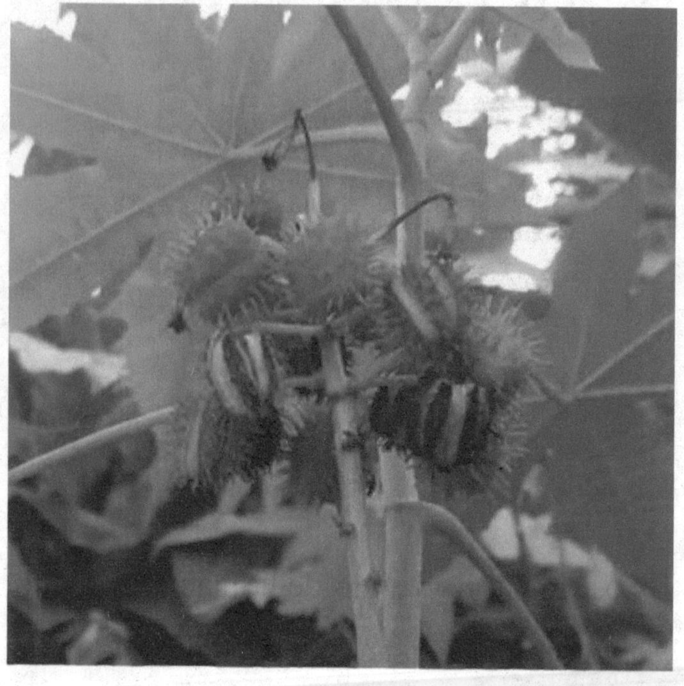

Per svelare l'ambito seme al suo interno, l'essiccazione è fondamentale, spingendo ogni baccello ad aprirsi, rivelando tre semi annidati all'interno. Proviamo a svelare il tesoro all'interno di uno di questi baccelli, ma attenzione, perché questi semi hanno un talento per la fuga.

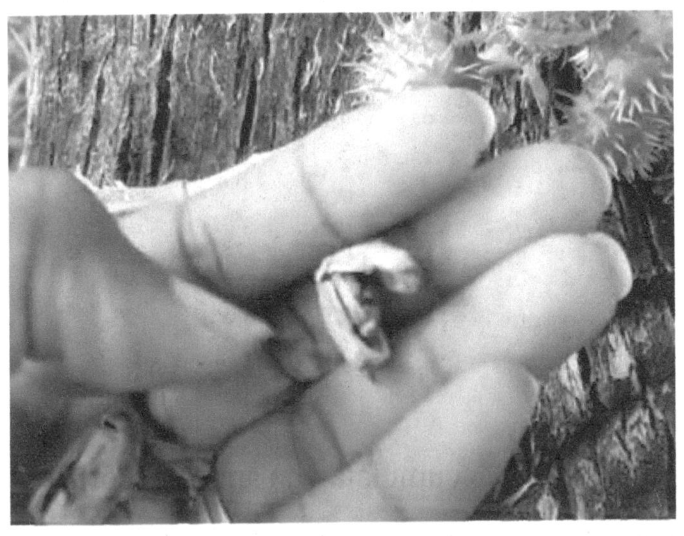

Ecco il seme di ricino allo stato grezzo: l'ingrediente vitale per la produzione dell'olio di ricino.

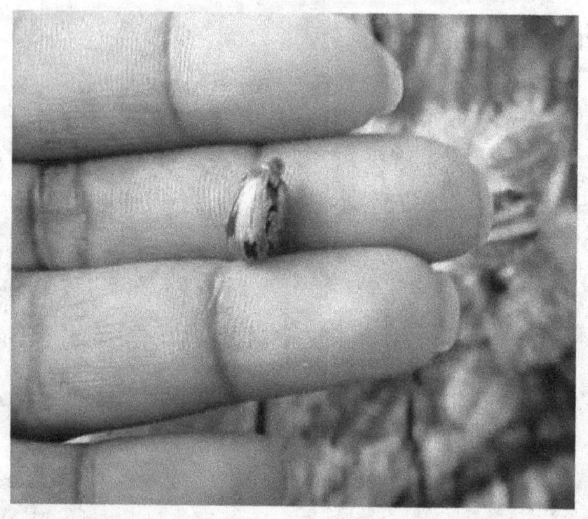

Una volta accumulata un'ampia scorta di baccelli, questi vengono stesi al sole per l'essiccazione. Ma prevale la cautela, perché un metodo di essiccazione all'aria aperta invita al caos, con semi sparsi in lungo e in largo prima di scoppiare. Invece, il contenimento è fondamentale, sia all'interno di una borsa pronta per lo scoppio sia stesa sopra un lenzuolo, al riparo dagli attacchi del vento.

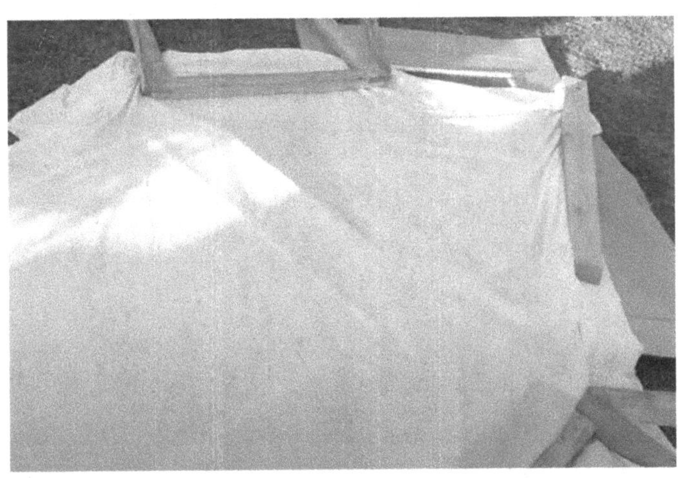

Una volta essiccato, inizia l'arduo compito della sgranatura. Eppure, la perseveranza produce i semi ambiti, pronti per la fase successiva: la tostatura.

Un processo meticoloso, che richiede il giusto rapporto tra chicchi e acqua, seguito da un breve periodo sulla fiamma, da tre a cinque minuti sufficienti per ottenere l'arrosto perfetto.

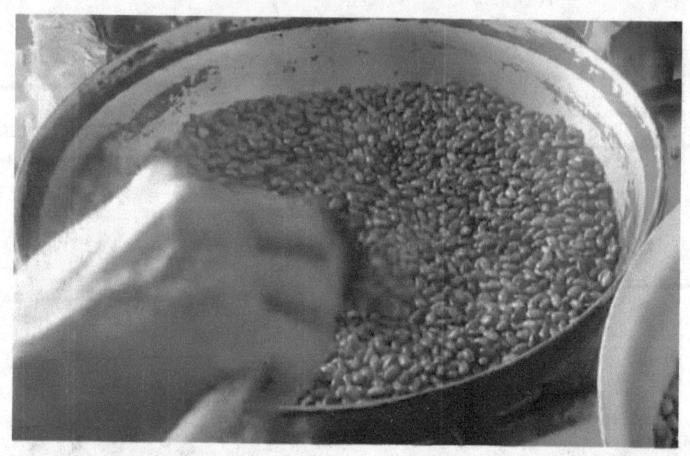

La macinazione segue l'esempio, trasformando i chicchi in una pasta vellutata, i cui oli luccicano a testimonianza della sua prontezza. Sono finiti i giorni del lavoro manuale ; un macinino moderno ora aiuta nel processo, inaugurando l'efficienza senza sacrificare la tradizione.

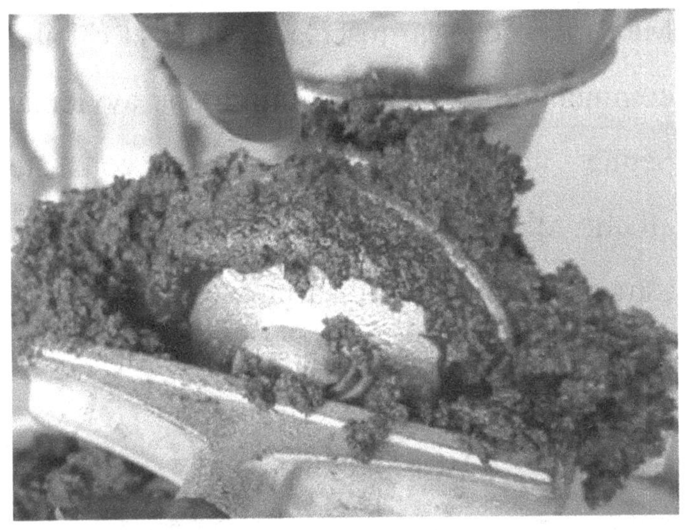

Nell'acqua bollente si introduce la pasta, mescolata diligentemente per evitare grumi e bruciature.

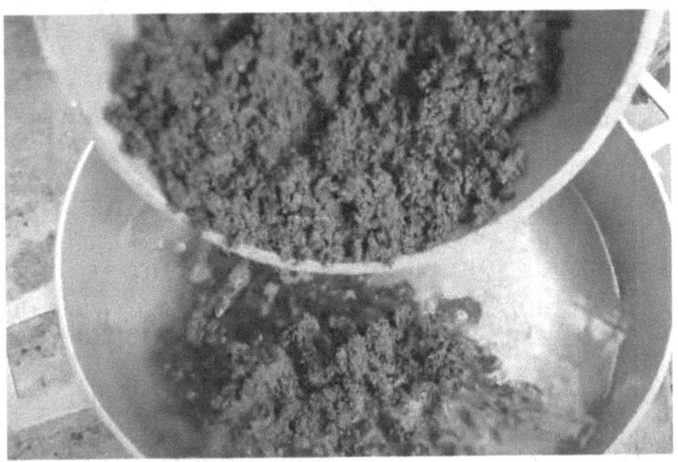

Man mano che la miscela si addensa e l'olio comincia ad affiorare, il culmine si avvicina. Segue un'attenta raccolta, che consente all'olio di depositarsi prima di un'ulteriore estrazione. Ad ogni misurino l'essenza dorata viene catturata finché la pentola non brilla di oro liquido.

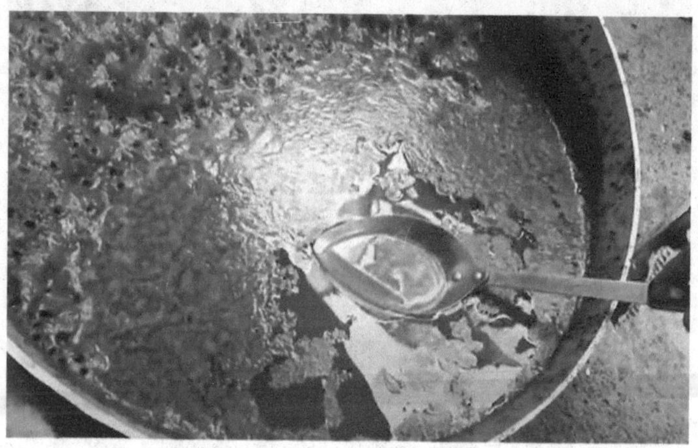

Una cottura finale rimuove le impurità, lasciando solo olio di ricino puro e non adulterato. Tuttavia, la pazienza è fondamentale, poiché l'elisir viene lasciato raffreddare per un giorno intero prima di essere imbottigliato, pronto per intraprendere

il suo viaggio oltre i confini del vaso.